COLEÇÃO
SAÚDE ESSENCIAL

COMO CONTROLAR O DIABETES

alto astral

Este livro foi revisado segundo o Novo Acordo Ortográfico da Língua Portuguesa.

Editora responsável Jaqueline Lopes
Produção editorial Adriana Oshiro, Iuri Santos, Michele Custódio, Rebecca Crepaldi, Taleessa Silva, Milena Garcia, Érica Aguiar, Thainá Zanfolin, Gabriel Oliveira e Nícolas Messias
Capa Aline Santos

Dados Internacionais de Catalogação na Publicação (CIP)
Angélica Ilacqua CRB-8/7057

C728 Como controlar o diabetes / organização de Jaqueline Lopes. -- Bauru, SP : Alto Astral, 2019.
64 p. (Saúde essencial)

ISBN: 978-85-8246-851-7
ISBN: 978-85-8246-718-3 (Coleção)

1. Diabetes - Obras populares 2. Saúde I. Lopes, Jaqueline II. Série

19-0354

CDD 616.4622
CDU 616.379-008.64

Índice para catálogo sistemático:
1. Diabetes - Obras populares

BAURU
Rua Gustavo Maciel, 19-26
CEP 17012-110
Telefone: (14) 3235-3878
Fax: (14) 3235-3879

SÃO PAULO
Alameda Vicente Pinzon, 173
4° andar, Vila Olímpia
CEP 04547-130
Telefone: (11) 5694-4545

E-mail: atendimento@astral.com.br

SUMÁRIO

CAPÍTULO 1
APRESENTAÇÃO

O *Diabetes mellitus* é uma doença ramificada, de manifestações típicas. Isso quer dizer que, essencialmente, não é possível tratar o diabetes como uma doença específica, mas como a designação geral de alguns tipos. O que é comum entre essas variações, entretanto, é seu efeito: em todos os casos o corpo não é capaz de metabolizar todo o açúcar ingerido. Sendo assim, estas categorias de definição da doença, na verdade, diferenciam-se pelo motivo do distúrbio metabólico. Essa insuficiência do organismo em lidar com o açúcar presente é exatamente o que gerará todas as complicações. Mas, em princípio, buscaremos nos ater à compreensão dos principais conceitos biológicos e químicos (essencialmente) envolvidos no diabetes.

Naturalmente, para que o corpo humano cumpra suas funções, existe uma série de sistemas que devem funcionar.

As transformações e reações que ocorrem no corpo partem, mais fundamentalmente, das moléculas, estendendo-se às reações celulares. Ao controle e direcionamento desses processos dentro do corpo damos o nome de metabolismo. Ele está, essencialmente, relacionado aos eventos de destruição e geração molecular. Nesse processo, a formação de novas partículas recebe o nome de anabolismo, o que ocorre, por exemplo, na formação das proteínas à partir dos aminoácidos. Como destruição, entende-se a transformação de moléculas grandes em partes menores — e isso recebe o nome de catabolismo. Essa última parte está diretamente relacionada ao diabetes, como entenderemos mais adiante.

Para que o corpo humano funcione, é necessário consumir energia. Essa reação se inicia na alimentação. Mas se engana quem pensa que, dentro do organismo, isso é feito de forma simples, na verdade, esse processo começa nos níveis mais básicos da composição do corpo. Quando ingerimos um alimento, nossas células passam a dispor de combustível para exercer todas suas funções, em uma cadeia sucessiva que faz o resto do organismo funcionar corretamente, e essa energia vem da glicose. Ela nada mais é do que uma molécula, pertencente ao grupo dos carboidratos (ou açúcares) — presente em grande parte dos alimentos das refeições — que, quando consumida, é degradada pelas células, fazendo com que elas sejam capazes de atuar nas suas funções, gerando um processo catabólico.

Para que o processo de absorção da glicose ocorra, entretanto, existe um outro fator envolvido: a disposição de insulina.

E é justamente nesse ponto em que tudo o que foi citado se relaciona ao diabetes. Esse hormônio é responsável por promover a entrada da glicose nas células e, no caso de quem é diabético, ela se apresenta de forma escassa ou nula, dependendo do tipo da doença.

TIPOS

Caracterizado como um processo autoimune, o diabetes tipo 1 surge devido a uma falha no sistema de proteção, o qual ataca e destrói as próprias células beta pancreáticas - produtoras da insulina, levando à sua escassez. O que acontece, mais especificamente, é que os anticorpos do próprio corpo entendem as células beta do pâncreas — responsáveis por sintetizar a insulina — como um ser estranho e, consequentemente, as ataca. Em decorrência disso, o órgão não é capaz de secretar a quantidade necessária do hormônio para que ele aja no metabolismo. O descobrimento dos casos de diabetes tipo 1 acontece, quase invariavelmente em crianças e adolescentes. Nos adultos, pode ocorrer um processo muito semelhante.

Se no diabetes tipo 1 a manifestação do processo autoimune surge cedo, no LADA *(Latent Autoimmune Diabetes of the Adult* — do inglês Diabetes Autoimune Latente do Adulto) esse acontecimento é tardio. Como o nome sugere, o LADA nada mais é do que uma variação do diabetes tipo 1 com efeito não manifesto. Por isso, a doença atinge adultos a partir dos 35 anos de idade. O importante, nesse caso, é que não se confunda o processo com o diabetes tipo 2. Essa dúvida surge justamente porque ambos são relacionados com idades mais avançadas, entretanto, partem de causas distintas.

No tipo 2, o que acontece é que o corpo produz insulina, porém não consegue fazer com que ela atue corretamente no organismo. O portador de diabetes pode criar resistência à insulina, ou seja, as células beta pancreáticas produzem o hormônio normalmente, entretanto, o corpo não corresponde à ação dele. A partir disso, o pâncreas precisa disponibilizar cada vez mais insulina e, em determinado momento, a demanda não consegue mais ser correspondida. É nesse momento que surge o diabetes tipo 2.

Apesar desse último tipo ser caracterizado pela resistência à insulina, existe, ainda, outro caso desse fenômeno, chamado diabetes gestacional. Como o próprio nome sugere, ele ocorre durante a gravidez, sobretudo a partir dos três meses finais. A resistência insulínica, nesse caso, acontece pelas variações hormonais drásticas, características do período. Durante essa fase, ocorre um desenvolvimento natural de resistência que, em geral, é suplantado por uma produção maior de insulina. Entretanto, em algumas situações o pâncreas não é capaz de promover esse excedente, caminhando para o desenvolvimento do diabetes.

PREVALÊNCIA

O diabetes é, hoje, uma das doenças mais comuns do mundo, e seu crescimento é cada vez mais um desafio de saúde pública. Segundo o relatório global sobre diabetes, da Organização Mundial da Saúde (OMS), publicado em 2016, em

2014 mais de 420 milhões de adultos ao redor do mundo possuíam diabetes — esse número, em 1980, era de 108 milhões. Mesmo considerando o aumento populacional nesses 34 anos, o percentual quase dobrou, sendo que a prevalência da doença em 1980 era de 4,7% e, em 2014, foi de 8,5%. Para efeito comparativo, esse número corresponde a mais do dobro da população brasileira no mesmo ano, que era de cerca de 202 milhões, segundo o Instituto Brasileiro de Geografia e Estatística (IBGE). O mesmo relatório indica, ainda, que, em 2012, o índice de causas de morte atribuído a doença foi de cerca de 1,4 milhão.

Em todo o continente americano, o percentual é menor que a média mundial, segundo a OMS, 8,3%. Isso representa 62 milhões de pessoas em 2014. No Brasil, segundo a pesquisa de Vigilância de Fatores de Risco e Proteção para Doenças Crônicas por Inquérito Telefônico (Vigitel), do Ministério da Saúde, em 2016 era de 8,9% o número diabéticos no País. É importante observar que, para chegar a essa média, a pesquisa indicou que 9,9% das mulheres possuíam a doença, enquanto nos homens esse valor era de 7,8%. Países com um nível de renda baixo/médio, em geral, apresentam uma prevalência maior de mortes relacionadas a altos níveis de glicose e diabetes, como aponta o próprio relatório da OMS.

CAPÍTULO 2
COMO CONSEGUIR DIAGNÓSTICO

O corpo humano é uma máquina que funciona em perfeita harmonia com os órgãos, mas quando algum sistema começa a falhar, pequenos sinais são emitidos em forma de alerta. No caso do diabetes, esses alertas são representados por diferentes alterações no organismo, que são provocados pela falta ou ineficiência da metabolização do açúcar no sangue. Na maioria das vezes, esses sinais são muito sutis e até imperceptíveis, dificultando o diagnóstico.

Outro fator que prejudica a descoberta do diabetes é que, quando alguns sintomas aparecem, eles podem ser confundidos com mudanças no cotidiano do indivíduo, como falta de disposição e sonolência. Por isso, é essencial a realização de diversos exames de sangue, bem como acompanhamento médico regular para identificar a doença.

SINTOMAS

Quando há uma elevada concentração de glicose no sangue, o corpo precisa encontrar maneiras de eliminar esse excesso, e o caminho mais fácil é pelos rins, através da urina. O problema é que, nessas circunstâncias, esse volume é anormal. O nome dessa disfunção é poliúria, um dos sintomas mais clássicos do diabetes. Apesar de ser observado um aumento da frequência de vezes que se vai ao banheiro, também é preciso haver elevação da quantidade de litros de urina produzida para que seja qualificada a poliúria — esses valores devem ser maiores que três litros. Como agravante, é possível que haja desidratação, causada pelo excesso de líquido excretado. A sede é o principal mecanismo de defesa do corpo contra esse evento, e passa a aparecer exageradamente, assim como a fome.

Como as células não conseguem glicose para gerar energia, o corpo interpreta esse fato como se o paciente estivesse em jejum. O organismo precisa de energia e o único modo que ele conhece para consegui-la é por meio da alimentação. Esses processos (desidratação e falta de energia), juntos, frequentemente causam desânimo e cansaço. Células responsáveis por reparação de tecidos, por exemplo, quando não possuem energia para cumprir seu papel, apontam sintomas mais visíveis fisicamente. É possível observar uma dificuldade no processo de cicatrização em diabéticos, já que as partículas responsáveis por isso não conseguem atuar plenamente nem se multiplicam de forma natural.

Apesar de possuir sintomas característicos, é comum que eles não se manifestem tão claramente em princípio. É importante observar, no entanto, que os sinais mais específicos, quando identificados, devem levantar suspeita. Em um primeiro momento, o surgimento de sede, poliúria e fome devem despertar a atenção, principalmente de quem possui casos do distúrbio metabólico na família.

DIAGNÓSTICO

A ausência de sintomas muito nítidos é um entrave para a busca pelo diagnóstico do diabetes. Por isso, as visitas recorrentes a um médico são essenciais. Os exames de rotina, geralmente, conseguirão apontar algum indício das alterações no nível de açúcar no sangue — a esse índice recebe o nome de glicemia. Ela representa a concentração de glicose no sangue, sendo que valores altos indicam uma quantidade maior de açúcar no organismo — o que é normal depois de refeições, por exemplo. Entretanto, quando a glicemia se encontra fora do ideal por muito tempo, serve como indicativo de algum problema. Às variações de glicemia acima das taxas indicadas dá-se o nome de hiperglicemia e, para as variações abaixo desse nível, hipoglicemia.

Em quem não tem diabetes, a hipoglicemia tende a ser causada por uma alimentação desequilibrada e hábitos de vida não saudáveis. No entanto, outros fatores podem estar envolvidos. Ela é dividida em dois tipos: de jejum ou pós-prandial. Na hipoglicemia de jejum, as causas estão relacionadas à produção exagerada de insulina, insuficiência hepática, renal ou cardíaca, alcoolismo e esforço físico em excesso. Já a hipoglicemia pós-prandial ocorre de três a cinco horas depois das refeições, como resultado do desequilíbrio entre os níveis de glicose e de insulina no indivíduo. Esse tipo se manifesta em pessoas predispostas e em pacientes que fizeram cirurgia bariátrica, por exemplo. Apesar de parecer uma solução lógica, ingerir açúcar não é o indicado em quadros hipoglicêmicos. Quando os níveis de glicose abaixam e, em seguida, algo doce é ingerido, a taxa de açúcar no sangue tende a subir rapidamente. Nesse contexto, o pâncreas é obrigado a trabalhar mais do que o normal para produzir mais insulina, a fim de diminuir os níveis de açúcar no sangue. Só que, por causa desse excesso do hormônio, pode surgir a intolerância à insulina, o que torna mais difícil o controle das oscilações da glicemia.

Na hiperglicemia, esse excesso de açúcar no sangue é causado pelo consumo abusivo de alimentos com alto índice glicêmico, ou seja, aqueles que liberam rapidamente a glicose do sangue. Sorvete, biscoitos, farinhas refinadas e doces em geral são alguns exemplos. Quando as taxas de açúcar estão elevadas no sangue, alguns problemas, como o diabetes, tendem a aparecer.

Para conseguir apontar a variação da glicemia no corpo, foi estabelecido um padrão de miligramas de glicose por decilitro de sangue (mg/dl). Com ele, é possível avaliar o excesso ou a falta de açúcar na corrente sanguínea, a partir de valores estabelecidos. Com a atribuição dessas medidas, o especialista pode diagnosticar o diabetes a partir de amostras de sangue. O mais comum é que seja feito um exame de glicemia, no qual será observado o nível de açúcar após um jejum de oito horas — o correto é que esse valor se encontre abaixo de 100mg/dl, para que o risco de possuir a doença seja descartado. Valores entre 100 mg/dl e 125 mg/dl podem indicar pré-diabetes, que representa um aumento de açúcar no sangue que ainda não configura a doença. Por fim, valores superiores ao de 125mg/dl, em geral, já servem para suspeitar do quadro.

Nos casos de suspeita da doença, quando já foi efetuado o exame de sangue, pode ser exigido um teste de tolerância oral à glicose para confirmação. Apesar de poder ser utilizado em qualquer caso, é o método mais comum para identificar o diabetes gestacional e, geralmente, é feito entre a 24ª e a 28ª semana de gravidez. Nele, são comparados os níveis de glicose, também em miligramas por decilitros, duas horas depois de ser ingerida uma bebida rica em carboidratos. O nível esperado para pessoas saudáveis não ultrapassa 140mg/dl. Valores superiores, que vão até os 200mg/dl, configuram pré-diabetes e, quando extrapolam isso, confirmam a presença da doença.

Assim como os exames anteriores, o teste aleatório de glicose plastamática também tem como objetivo detectar diabetes por meio da análise do nível de glicose no sangue. Contudo, seu procedimento é um pouco distinto dos demais, pois ele não considera a ultima refeição como um referencial. Pelos médicos, é utilizado cruzando o resultado com os sintomas para estabelecer um diagnóstico.

Ainda é possível avaliar a possibilidade de diabetes por meio da análise de funções celulares — mais especificamente das hemácias. Nessa apuração, chamada de exame de hemoglobina glicada, as células sanguíneas possuem marcadores da interação com a glicose no processo de geração de energia. A proteína que se liga à molécula de açúcar é a que dá nome ao exame: hemoglobina glicada. Sabendo disso, um aumento do nível dessa partícula no sangue assinala, consequentemente, o aumento de açúcar na corrente sanguínea.

Em caso de suspeita de diabetes, pode-se procurar um endocrinologista. Todavia, é natural que, caso possua uma rotina de consultas regular, os exames para indicar o diabetes sejam requisitados usualmente. Essa periodicidade também ajuda a identificar os próprios fatores de risco, apontando diretrizes para possíveis tratamentos. É comum em um check-up constarem, por exemplo, exames de triglicérides (que avalia a quantidade de gordura no corpo), colesterol e outros relacionados.

FATORES DE RISCO

O diabetes apresenta vários tipos de associações, sendo que cada um é causado por fatores de diferentes. O tipo 1 é basicamente relacionado ao componente genético e registrado muitas vezes em crianças e adolescentes. Mas a variação mais comum, o diabetes tipo 2, pode estar mais associado à exposição a fatores de risco: como maus hábitos alimentares, sedentarismo e tabagismo. Contudo, não são as únicas conexões entre a doença e tendências ao seu desenvolvimento. Dentre uma grande variedade de fatores de risco relacionados à doença estão, até mesmo, exposição a condições externas e substratos específicos. Estar dentro de algum dos grupos que apresentam uma tendência maior a manifestar o distúrbio é um motivo a mais para fazer visitas frequentes ao médico.

O sobrepeso é o maior e mais perigoso fator de risco para o desenvolvimento do diabetes tipo 2. A chance aumenta gradativamente a partir do Índice de Massa Corporal (IMC). Quando ele é superior a 25, a associação com a ocorrência da doença começa a se elevar — vale observar que o IMC é a relação entre o peso e a altura do indivíduo, sendo que valores saudáveis se encontram quando essa fração se encontra entre 18,5 e 24,9. A obesidade é um fator tão importante, já que alguns indivíduos conseguem deixar de ser diabéticos apenas emagrecendo. Para se ter ideia sobre o nível de relação, quase todos os pacientes que possuem o tipo 2 estão acima do peso. Isso, isso se justifica porque, conforme as células de gordura aumentam, o número de receptores diminui, respondendo de forma insatisfatória à insulina — com isso, a demanda do hormônio aumenta. A dieta ocidental, baseada no consumo de carnes vermelhas processadas, doces e refrigerantes acaba causando uma associação ao risco de desenvolvimento do diabetes tipo 2. Por sua vez, o consumo regular de cereais, vegetais, soja e fibras reduz o risco da doença. Além disso, o sal, por exemplo, pode estar atrelado ao surgimento do diabetes. Pesquisas apontam que a ingestão excessiva do ingrediente pode resultar em quadros de resistência insulínica, potencializando o risco de surgimento tanto do tipo 2 quanto do LADA .

Além do sobrepeso, o modo como a gordura é distribuída pelo corpo também é um fator determinante para um maior risco de resistência à insulina. A chance de diabetes é mais elevada nos pacientes que acumulam gordura na região do abdome. Homens com um cintura maior que 102cm e mulheres com cintura superior a 88cm apresentam maior risco. Já os indivíduos do sexo feminino que acumulam gordura nos quadris têm menor risco em relação àquelas que a acumulam na região abdominal.

Um estilo de vida sedentário reduz a queima de calorias, promove acúmulo de peso e aumenta o risco de diabetes tipo 2. Dentre os comportamentos sedentários, assistir à televisão por muito tempo é um dos mais comuns, estando comprovadamente associado ao desenvolvimento da obesidade e, por consequência, da doença. A atividade física regular não só ajuda a controlar o peso, como também aumenta a sensibilidade do organismo à insulina, auxiliando no controle dos níveis de glicose no sangue. Tanto a musculação quanto exercícios aeróbicos ajudam a evitar o diabetes tipo 2. Ainda em relação à revisão de hábitos, adeptos à prática de fumar registram 40% mais chances de desenvolver a doença do que os não fumantes. Quanto mais tempo o paciente fuma e quanto maior for o número de maços consumidos ao dia, maior é o perigo. A associação do tabagismo com o diabetes é tão forte que são necessários cinco anos sem fumar para que o risco da enfermidade comece a cair. E somente após 20 anos sem o cigarro é que o paciente volta a ter o mesmo risco de pessoas que nunca fumaram. Além disso, fumar ainda pode desencadear uma série de outras doenças, como câncer, problemas cardíacos e impotência sexual.

Evidências apontam que dormir mal pode levar a um estado de pré-diabetes, porque a reação do corpo à falta de sono é semelhante à resistência insulínica. Essa privação de descanso pode estar relacionada menos diretamente quando interfere no descontrole do apetite e mais diretamente, no sentido em que a apneia também está ligada ao risco de obesidade e resistência à insulina.

Indivíduos que possuem familiares com o diabetes tipo 2, principalmente de primeiro grau, também apresentam uma chance maior de desenvolver a doença. Nesses casos, os pacientes devem tomar muito cuidado com o ganho excessivo de peso, e é ainda mais indicado o controle da alimentação e uma boa rotina de exercícios físicos. Apesar de o diabetes tipo 1 estar atrelado a fatores genéticos e ser evidentemente observado a partir da infância, a herança genética no tipo 2 pode significar uma manifestação mais tardia.

Embora seja uma doença cada vez mais registrada em pessoas jovens, o diabetes tipo 2 segue sendo muito mais comum em indivíduos com idade superior a 45 anos. Possivelmente, a queda na massa muscular, a redução da velocidade metabólica e o aumento da gordura corporal que ocorrem com o envelhecimento desempenham papel fundamental nesses cenários.

Outras doenças também podem potencializar o risco de desenvolver o diabetes. Pacientes hipertensos apresentam mais chances, pois a alguns medicamentos usados no tratamento da pressão alta, como diuréticos e betabloqueadores, interferem na ação da insulina, aumentando o risco de diabetes. Também é registrado um número significativo de pacientes diabéticos com níveis elevados de colesterol ruim (LDL). O estresse e outros problemas emocionais (como ansiedade e depressão) também estão associados ao aumento do cortisol, hormônio que possui uma ação contrária à da insulina, podendo elevara glicemia em pacientes predispostos ao diabetes. Há, ainda, uma relação entre o cortisol e o aumento do volume de gordura no corpo. Essa relação possui, também, uma característica menos direta: é possível que em casos de problemas emocionais, o indivíduo possua tendências e hábitos menos saudáveis e, consequentemente, se manifestem alguns dos fatores citados anteriormente.

Além disso, quando o paciente já foi diagnosticado com um quadro diabético, é possível que o estresse promova picos de insulina no organismo, devido ao aumento da taxa de cortisol. Outro fator de risco, exclusivamente pertinente às mulheres, é a síndrome de ovários policísticos, um distúrbio que interfere no processo normal de ovulação. Devido ao desequilíbrio hormonal, esse problema leva à formação de cisto e também pode aumentar a probabilidade de desenvolver diabetes, uma vez que a maioria das mulheres com a síndrome, particularmente aquelas com sobrepeso ou obesidade, apresenta resistência ou dificuldade de ação da insulina e aumento compensatório nos seus níveis.

Existem pesquisas que revelaram algum grau de associação entre poluentes do ar — decorrentes do tráfego de automóveis — e a resistência à insulina, uma condição na qual as células do organismo não são capazes de utilizar de forma apropriada a glicose. Essa suposição científica não é comprovada e pode, também, possuir uma vertente multifatorial, já que a poluição e a urbanização estão intrinsicamente ligadas e, com isso, alguns problemas da modernidade que podem levar ao diabetes, como o sedentarismo e a obesidade.

Muitos medicamentos podem predispor ou precipitar o diabetes, especialmente quando já existem outros fatores de risco para a doença. São exemplos os corticoides, os diuréticos tiazídicos, os betabloqueadores e medicamentos para transtornos psicológicos

O próprio diabetes gestacional também é um fator de risco para o bebê. Nesse caso, quando a glicemia da gestante se eleva, a quantidade excessiva de glicose é transferida para o feto, o qual secreta quantidades também aumentadas de insulina e ganha peso excessivamente. Crianças que nascem com mais de 4kg e, principalmente, filhos de pais obesos, apresentam maior risco de ter diabetes em decorrência do diabetes gestacional.

CAPÍTULO 3

POSSÍVEIS CONSEQUÊNCIAS

Como o distúrbio na absorção de açúcar pelas células promove um aumento desse nutriente na corrente sanguínea, é de se imaginar que surjam sequelas por todo o corpo. Pode parecer que, em princípio, os principais afetados serão, por exemplo, o pâncreas e o aparelho digestivo — por estarem mais relacionados aos efeitos e causas da doença. Contudo, isso não é uma regra e, na verdade, esses sistemas podem sofrer consequências menos severas aos demais. O risco de problemas cardíacos, renais, complicações nos pés e na boca são maiores nos diabéticos e devem ser motivo de atenção especial. A maioria desses males, entretanto, pode ser evitado com o controle das taxas de glicemia, o que significa que o tratamento do diabetes, em geral, evita o surgimento das comorbidades. Apesar disso, grande parte das doenças relacionadas ao diabetes surgem quando o diagnóstico é tardio e, por isso, o tratamento deve começar desde cedo.

Essa falha no processo de absorção da glicose acaba resultando em disfunções diferentes no organismo — e uma delas é a ausência do crescimento de queracinócitos (as células da pele). Com isso, o desequilíbrio está feito: há dificuldade na circulação da região, assim como na cicatrização de possíveis traumas e, com isso, a possibilidade de problemas de pele surgirem é muito maior. Quando o indivíduo possui a doença, os vasos sanguíneos mais superficiais e o sistema imunológico são afetados, o que interfe na manutenção da saúde da pele. Pessoas que têm diabetes, independentemente do tipo, apresentam dificuldade de cicatrização de feridas, sejam elas grandes ou pequenas. Isso, entretanto, interfere mais no tempo em que o machucado demorará a sumir. Problemas no processo de cicatrização tendem a ser resolvidos com a hidratação da pele e tratamento correto do nível sanguíneo de açúcar, evitando distúrbios na irrigação.

Uma complicação do descontrole do diabetes é a neuropatia periférica, cujos sintomas incluem adormecimento e, às vezes, dores nas mãos, pés e pernas. Os nervos periféricos são os que enviam e recebem informações do cérebro. Essa capacidade de transmitir sinais é prejudicada pela hiperglicemia e ocasiona perda de sensibilidade, além de deformidades nos pontos de pressão do pé, o que aumenta a chance de feridas. A neuropatia pode se desenvolver nos primeiros 10 anos após o diagnóstico do diabetes, e fatores genéticos podem aumentar as chances de a pessoa ter o problema. Os sintomas variam de acordo com os nervos atingidos. No começo, surgem dormência e formigamento nos braços e pernas, podendo haver perda de sensibilidade nos membros. Isso faz com que traumas menores não sejam percebidos, ocorrendo, assim, a formação de pequenas úlceras, característica do chamado pé diabético. Para evitar o problema, é necessário ter muito cuidado com essas áreas. Recomenda-se que sejam utilizados calçados mais confortáveis e cremes hidratantes, a fim de evitar a proliferação de fungos, como a micose. Nos dias frios, é comum que as pessoas utilizem mais cremes e até óleos hidratantes, pois a pele tende a ficar mais seca e exposta a rachaduras. Mas na rotina de quem tem diabetes, independente do clima, esse problema acontece frequentemente. Com esse aumento da sensibilidade é possível que surjam infecções na pele e na cutícula, feridas, úlceras e celulite.

Outros problemas possíveis são os cardiovasculares e de circulação. O aumento dos níveis de açúcar no sangue pode gerar a formação de coágulos e placas de gordura nos vasos sanguíneos, prejudicando a circulação e o transporte de oxigênio para as células. A obstrução das veias e artérias tende a levar ao aumento da pressão arterial e, com isso, desencadear uma série de problemas cardiovasculares, como insuficiência cardíaca, anginas (dores no peito), infarto e acidente vascular cerebral (AVC).

O descontrole dos níveis de açúcar no sangue pode gerar sérias alterações nos vasos sanguíneos de todo o corpo, incluindo os que irrigam os olhos. Esse quadro causa modificações na parte posterior do órgão, gerando a retinopatia diabética. Assim como a maioria das doenças, ela não deixa o paciente cego de um dia para o outro. O que acontece é que muitas vezes os indivíduos não descobrem essa lesão a tempo e, quando vão ter seus olhos examinados, já se encontram em uma fase avançada da doença. Para ajudar a definir seus níveis, o Conselho Internacional de Oftalmologia (ICO) criou, em 2002, uma classificação direcionada ao profissional não-oftalmologista. Os membros do conselho dividiram a retinopatia nas seguintes categorias:

Ausência de retinopatia diabética aparente: esse é o paciente que possui diagnóstico de diabetes, mas ainda não tem lesão. Por isso, deve ter o seu fundo de olho acompanhado em intervalos regulares de um a dois anos ou a critério do médico assistente.

Retinopatia leve: paciente que apresenta lesões discretas, apenas microaneurismas e discretas hemorragias. Nessa fase, se o indivíduo controlar bem os fatores de risco e a glicemia, as lesões podem regredir e ele volta ao estado de ausência de retinopatia diabética aparente. Deve ter o seu fundo de olho acompanhado em intervalos regulares de um ano ou a critério do médico assistente.

Retinopatia moderada: esse é o paciente que apresenta lesões difusas em todo o fundo de olho, incluindo vários tipos de hemorragias e aneurismas. É um estágio bastante variável e que também pode regredir ao estado de ausência de retinopatia diabética aparente, quando o paciente atinge o controle glicêmico. O paciente deve ter o seu fundo de olho acompanhado em intervalos regulares de no máximo nove meses ou a critério do médico assistente.

Retinopatia severa: esse é um estágio grave da doença, que gera baixa de visão e normalmente necessita de tratamento. As lesões incluem aneurismas, hemorragias, malformações vasculares e vasos em rosário. Normalmente, o tratamento pode ser realizado com fotocoagulação a laser e injeções de antifator de crescimento endotelial vascular (ANTIVEGF), que reduz os vasos anômalos e diminui as hemorragias. O paciente deve ter seu fundo de olho examinado em intervalos de três a seis meses ou a critério do médico assistente.

Retinopatia proferativa: é considerado um estágio muito grave, quando há grandes chances de o paciente ficar cego. Essa patologia sempre necessita de tratamento, seja com laser, injeções ou cirurgias múltiplas. As lesões incluem aneurismas, hemorragias, más formações vasculares, vasos em rosário, neovasos, fibrose e descolamento da retina por tração. O paciente deve ter seu fundo de olho examinado em intervalos máximos de três a quatro meses ou a critério do médico assistente.

Além disso, outra doença que pode afetar a visão é a catarata, caracterizada pela opacificação do cristalino (lente dos olhos). A principal causa do problema é o envelhecimento, mas também pode ocorrer por conta de diabetes, trauma ocular, medicações, inflamações intraoculares e, ainda, pode ser congênita. Ela se manifesta com o embaçamento progressivo da visão, podendo, em alguns casos, aumentar o grau de miopia do paciente.

Também há um risco maior de desenvolvimento de doenças na boca e, mais especificamente, na gengiva. A chamada doença periodontal — conhecida como periodontite ou, popularmente, piorreia — é uma infecção bacteriana que atinge a região bucal. Ela se origina a partir do tártaro, problema que, por sua vez, evolui do acúmulo de placa bacteriana. Suas consequências vão muito além da estética, e o seu cuidado e prevenção são fundamentais. Essa sensibilidade do corpo para lidar com os problemas nas gengivas acontece, principalmente, porque o indivíduo diabético fica muito mais suscetível às infecções causadas pelas bactérias. Quando a inflamação toma boca, atinge a gengiva, o cemento, o ligamento periodontal e o osso, sendo o primeiro responsável pelo suporte dos dentes e os demais pela sustentação.

Há, ainda, um órgão especialmente afetado nos casos da doença. Os rins funcionam como uma espécie de "filtro" do corpo, fazendo com que as impurezas e demais substâncias prejudiciais sejam eliminadas por meio da urina. E, quando o diabetes se faz presente — e está desregulado —, os altos níveis de açúcar fazem com que essas estruturas filtrem muito sangue, sobrecarregando os demais órgãos do corpo e fazendo com que as moléculas de proteínas acabem sendo perdidas na urina. A presença de pequenas quantidades de proteína na urina é chamada de microalbuminúria e, se for detectada tardiamente, os rins acabam perdendo a sua função de filtragem, já que a sobrecarga fica muito alta. Uma pessoa com doença renal terminal vai precisar de um transplante ou de sessões regulares de hemodiálise. Uma informação importante: dados de 54 países mostraram que 80% dos casos de doença renal grave são causados por diabetes; Além disso, 44% das pessoas com diabetes desenvolvem doença renal crônica.

CAPÍTULO 4

O QUE EXISTE DE TRATAMENTO?

O portador do diabetes deve ter em mente que, assim como a doença não afeta exclusivamente uma área do corpo, o tratamento também não demanda apenas um profissional ou método. Os cuidados para controlar a doença devem ser de multidisciplinares, ou seja: aqueles que envolvem diversas áreas para um objetivo final comum. Neste sentido, é de se imaginar que endocrinologistas e nutricionistas sejam as primeiras pessoas a serem visitadas pelo portador. Contudo, existem diversas outras áreas que podem auxiliar na contensão dos avanços da doença e na diminuição dos seus efeitos no corpo. Como foi visto no capítulo anterior, profissionais de educação física, nutrólogos, cardiologistas e dentistas são alguns exemplos dos especialistas que também podem (e devem) atuar no tratamento.

ESPECIALISTAS

Como você já viu, uma das regiões que podem ser prejudicadas no paciente com diabetes é a boca. Sendo assim, é recomendado consultar o dentista regularmente, respeitando um período de, aproximadamente, seis meses entre cada consulta. Além disso, existem cuidados especiais quando algum procedimento cirúrgico é realizado em um paciente entre cada consulta; isso porque a cicatrização dele ocorre em um tempo maior do que a de uma pessoa sem a doença — e isso, naturalmente, se estende aos procedimentos na boca.

O nutricionista também é um dos primeiros especialistas que precisam fazer parte da rotina de tratamento, pois é ele que poderá recomendar um plano alimentar adequado e que evite os picos de glicemia no sangue. Pode parecer simples, mas não é. O nutricionista não é responsável apenas por estabelecer um cardápio: esse profissional determina uma dieta com frequência a ser seguida, nutrientes e quantidades específicas para cada cenário de tratamento — dessa forma, ele individualiza a abordagem de acordo com o paciente e potencializa sua efetividade. Esse profissional também avaliará os resultados de exames, condição social e econômica, buscando adequar os alimentos à vida da pessoa.

Profissionais de educação física são fundamentais para a manutenção da glicemia. Isso é importante principalmente quando se trata do diabetes tipo 2, já que a prática de exercícios é essencial para o tratamento dessa versão. Unido a isso, também é importante que estabelecer uma via de diálogo com um fisioterapeuta, principalmente caso, durante a vida, o paciente tenha sofrido alguma lesão ou se é sedentário há muito tempo. Juntos com o nutricionista, eles poderão ajudar a reverter a gravidade do quadro sem a utilização de insulina, por exemplo. Já nos casos de diabetes tipo 1, é impossível remediar o problema apenas com esses profissionais — o que não exclui a prática de atividades físicas da rotina do diabético acometido por essa vertente. Para evitar lesões e outros tipos de complicações, qualquer pessoa deve praticar exercícios com a orientação de um profissional. No caso do diabetes, se a atividade for exercida dentro de uma academia ou local semelhante, sempre que possível busque a orientação multidisciplinar.

Já o endocrinologista é treinado para diagnosticar e tratar desequilíbrios hormonais, ajudando a restabelecer o bom funcionamento do organismo. Por meio desta consulta, a doença pode ser descoberta e analisada precocemente, proporcionando, assim, uma melhor recuperação do paciente. A frequência de retornos dependerá do acompanhamento adotado pelo endocrinologista, podendo, na maioria dos casos, variar de seis em seis meses.

Como o diabetes também pode afetar a pele, é preciso estar atento a cuidados específicos e um bom acompanhamento médico, para conseguir manter uma pele saudável. E para que isso seja possível, é importante frequentar o dermatologista, já que esse especialista é apto a recomendar tratamentos específicos, além de acompanhar o desenvolvimento da doença. Caso apareçam sinais, como manchas, erupções e pele muito ressecada, o ideal é procurar o profissional o quanto antes.

É claro que, por uma das enfermidades mais relacionadas com o diabetes estar relacionada à visão, o oftalmologista é essencial no tratamento. Esse é o médico responsável pela saúde dos olhos, ou seja, que faz o diagnóstico, acompanha e trata problemas oculares. A regularidade de consultas dependerá da existência, ou não, de alguma patologia que mereça mais cuidado. Possuir um ritmo de consultas frequente com esse profissional é essencial, já que alguns problemas podem ser evitados e, no caso do diabético, tomar os cuidados necessários para isso, o mais cedo possível, é essencial.

Ainda pode ser necessário consultar um psicólogo. Muitas vezes, tanto lidar com o diagnóstico de uma doença quanto passar pelo tratamento pode ter um peso grande na saúde psicológica de uma pessoa. Como a reação de cada um nesse cenário é diferente, tomar uma posição e organizar melhor a mente é extremamente importante.

TRATAMENTO CONTRA DIABETES

O método mais comumente associado à mediação do diabetes é a aplicação de insulina. Apesar disso, a suplementação do hormônio é mais comum nos casos de diabetes tipo 1, já que não há nenhuma outra saída quando esse hormônio não é produzido no corpo. Ao fazer uso da reposição hormonal, é preciso atentar-se ao tipo de insulina prescrita, às doses recomendadas e aos horários indicados. Para o bom desempenho do hormônio, ele deve ser aplicado no tecido subcutâneo, uma camada de gordura localizada logo abaixo da pele. As formas existentes de aplicação são por meio de seringas, com agulhas finas, quase indolores, e canetas, que são mais modernas e precisas.

Há diversos tamanhos de agulhas: específicas para crianças, pessoas mais magras ou acima do peso. É importante lavar bem as mãos com água e sabão antes de realizar o procedimento, assim como passar um algodão com álcool na região escolhida para a picada. Uma vez iniciada a aplicação, a pessoa deverá injetar a insulina lentamente e, quando acabar, contar até 10 para retirar a agulha. Depois, deve pressionar o local com um algodão seco, mas sem massagear. Os locais mais comuns para aplicação são onde há maior concentração de gordura, como na região posterior do braço, três dedos abaixo da axila e três dedos acima do cotovelo; na região frontal e lateral das coxas, três dedos abaixo da virilha e três dedos acima do joelho; na área superior externa das nádegas e no abdome, nas laterais direita e esquerda, distantes três dedos do umbigo.

As variedades de insulina diferenciam-se pela velocidade com que são injetadas e absorvidas pelo organismo. Isso acontece porque essas doses buscam simular o efeito da liberação do hormônio em um pâncreas saudável, que se sucede de duas formas: a basal e a bolus. A primeira é um tipo "constante" de insulina, ou seja, ela permanece em níveis baixos no sangue o tempo todo, sendo produzida em forma de microgotas contínuas, mantendo um valor de base pequeno. Dessa maneira, mantém a liberação de glicose para as células do organismo de forma estável. Já a bolus é quando são liberadas quantias maiores de insulina na corrente sanguínea em momentos de maior necessidade, como após as refeições ou quando há um aumento repentino de açúcar no sangue.

As variações da insulina podem ser três, e sua quantidade e aplicações durante o dia — prescritas por um médico — garantirão os efeitos desejados:

Insulina de ação rápida: de aparência límpida e transparente, ela age em 30 minutos e seus efeitos se mantêm até oito horas. Sua função se assemelha à função bolus.

Insulina de ação intermediária: caracterizada como turva, tem ação por volta de 1h30 após sua aplicação e dura seu efeito até 20 horas. É conhecida como NPH e tem ação mais parecida à basal.

Pré-misturada: são preparações da mistura da insulina de ação rápida e intermediária. Começa a agir aproximadamente após 30 minutos depois de injetada e seus efeitos podem ser sentidos até 20 horas depois.

Além da insulina, outras substâncias podem agir buscando melhorar tanto a absorção de insulina quanto a sua liberação no organismo.

Nestes, podemos observar os inibidores da DPP-4 (como a Sitagliptina), que estimulam os hormônios produzidos no intestino delgado, que mantêm a glicemia controlada. DPP-4 é uma família de enzimas que degradam o hormônio GLP-1 que, por sua vez, estimula a produção de insulina. Com os inibidores da DPP-4, o GLP-1 permanece ativo por mais tempo, reduzindo os níveis de glicose no sangue.

Já para os que buscam melhorar a ação do hormônio no corpo estão os medicamentos com a substância metformina. Ela melhora a ação da insulina, principalmente no fígado. A vantagem é que ela também reduz a taxa de triglicérides e ajuda a perder peso. As glitazonas agem, principalmente, nos músculos e no tecido adiposo (onde se concentra a gordura), diminuindo a resistência à insulina e, por isso, aumentam a captação de glicose. Esses medicamentos também ajudam no controle da coagulação sanguínea, dos níveis de colesterol e triglicérides e da pressão arterial. Podem causar inchaço ou ganho de peso, e devem ser usados com cautela em pacientes com problemas cardíacos.

As sulfonilureias estimulam o pâncreas a liberar mais insulina, reduzindo a glicemia, e seu efeito dura de 12 até 24 horas. Por isso mesmo, só são indicadas em casos de diabetes tipo 2 e são consideradas os antidiabéticos mais antigos em uso. Podem provocar ganho de peso e hipoglicemias e devem ser usadas com cautela em pessoas idosas ou com insuficiência renal. As glinidas têm efeito mais rápido e menos duradouro (de 2 a 4 horas) do que as sulfonilureias, causando menos episódios de hipoglicemia. Também estimulam o pâncreas a produzir mais insulina, de acordo com o nível de glicose circulante. Assim, geralmente são usados após as refeições. Ao retardar a digestão e a absorção dos carboidratos, a classe de medicamentos acarbose ameniza a elevação da glicemia após as refeições e pode ser indicada tanto para diabéticos do tipo 2 quanto do tipo 1. É importante ressaltar que todos esses medicamentos possuem contraindicações e não devem ser consumidos, em hipótese alguma, sem a devida avaliação e recomendação médica.

Quando o paciente é obeso e possui diabetes, o tratamento da doença precisa ser seguido à risca, e é um pouco mais complexo já que, juntamente à doença, outras complicações (como colesterol alto, hipertensão e diversos males cardíacos) podem estar interligadas. Além das alterações na dieta aliadas à prática de exercícios físicos, a glicemia precisa estar sempre controlada, o que acaba se tornando mais difícil nos casos em que o peso está muito acima do recomendado.

A pessoa obesa, geralmente, convive com o sedentarismo e, por isso, obter o controle das complicações associadas se torna uma tarefa um pouco mais limitada. Por isso, em certos casos, o médico acaba recomendando a cirurgia metabólica, que nada mais é do que uma intervenção no tubo digestivo com a intenção principal de controlar o diabetes tipo 2 — e, num segundo momento, reduzir o peso corporal. A partir dessas modificações, o corpo começa a liberar substâncias que promovem a secreção de insulina; como consequência, o organismo será capaz de regular melhor a glicemia, o diabetes e o peso. Geralmente, essa forma de tratamento é recomendada para os casos nos quais os demais meios de regular a doença (como a dieta) não foram eficazes.

Existe, ainda, o transplante de pâncreas. Esse procedimento, entretanto, não é comum. Geralmente, quando é necessário, o paciente já não consegue administrar a glicemia nem mesmo com a aplicação de insulina. Ao realizar o método, substitui-se um órgão que não produz o hormônio da forma correta por um que está trabalhando normalmente. O transplante também é utilizado em casos nos quais o indivíduo é diagnosticado com doenças graves decorrentes do diabetes, como insuficiência renal. O método, na grande maioria dos casos, atinge um resultado satisfatório depois que realizado. Em geral, a necessidade de suplementação insulínica é suplantada ou, então, reduzida drasticamente. Após o tratamento, o paciente deve prosseguir pelo resto da vida administrando medicamentos imunossupressores, já que o sistema imunológico pode recusar o novo órgão.

Apesar da existência de meios invasivos para regular a glicemia, o principal método para o controle do diabetes tipo 2 é a alimentação controlada. Essa é, quase na totalidade dos casos, a primeira atitude a ser tomada. Independentemente do plano alimentar a ser seguido, ele precisa ser indicado por um profissional da nutrição. Assim como os tratamentos para diabetes, sejam medicamentos ou insulina, o cardápio precisa ser prescrito levando em conta as características do paciente, sua resposta à perda de peso ou ao controle da glicemia e suas preferências também. Algumas pessoas podem sentir desconfortos com a dieta low carb (plano alimentar que reduz bastante a quantidade de carboidratos), por exemplo, enquanto outras conseguem perceber benefícios como melhora da disposição e até do aspecto da pele. Em conjunto com isso, é essencial associar à prática de exercícios físicos.

Movimentar-se é importante, e isso não é exclusividade para os diabéticos. Esse grupo, contudo, não só precisa ter uma rotina de atividades como, principalmente, necessita que elas sejam adaptadas à sua condição. Nesse sentido, esse braço do tratamento busca promover exercícios aeróbicos, que ajudam a garantir um consumo contínuo de glicose. Esse processo acontece porque, durante o exercício, o fluxo de circulação sanguínea aumenta, estimulando que o corpo leve a insulina para dentro das células. Além disso, alguns fatores de risco associados ao diabetes também podem ser evitados, como doenças cardíacas e problemas emocionais. Ou seja, movimentar-se não ajuda apenas no controle do diabetes, como evita uma série de doenças. A importância do hábito, contudo, ainda não é muito difundida entre os brasileiros: segundo uma pesquisa do Ministério do Esporte, 45,9% dda população é sedentária.

Os exercícios de força também têm se mostrado eficientes no controle da doença. No diabetes tipo 1, por exemplo, a musculação otimiza a utilização da glicemia e reduz a quantidade de injeções ao longo do dia. Além disso, é possível que esse tipo de prática, por aumentar a síntese proteica, ajude na elaboração da proteína que transporta a insulina.

O diabético deve ser instruído a interpretar os dados da glicemia sozinho. Isso porque essa informação irá garantir que o desempenho físico e a preservação da sua saúde sejam mantidos tanto antes quanto durante e até mesmo depois da atividade — esse cuidado evitará, principalmente, a hipoglicemia. Além disso, é importante ficar atento com outros sinais. Quando há descontrole da doença, é comum já ter aparecido alguns danos como a neuropatia periférica, que reduz a sensibilidade nos membros, especialmente nos pés. Assim, para evitar lesões, é preciso ter atenção especial com o uso de sapatos confortáveis para a prática de exercícios, bem como uma orientação adequada durante o treino.

GARANTIA

Em setembro de 2006, foi sancionada a Lei Federal 11.347, que garante aos portadores de diabetes o direito de receber gratuitamente, do Sistema Único de Saúde (SUS), os remédios para tratamento e os equipamentos de aplicação e monitoramento da doença.

Para conseguir os medicamentos, é necessário passar por alguns processos burocráticos. Primeiro, deve ser realizado um pedido administrativo à Secretaria Municipal de Saúde. Em muitos lugares, os pedidos podem ser feitos em postos de saúde mais próximos. É necessário se cadastrar no SUS como paciente de diabetes e se inscrever em algum programa de educação especial voltado para essa doença. Algumas cidades e estados podem exigir uma burocracia maior, porém o paciente não deve desistir de fazer todos os procedimentos. A resposta da secretaria deve chegar em até 30 dias, por meio de um telegrama na residência do portador. É importante ressaltar que, caso o pedido seja negado, o portador pode — e deve — recorrer, relatando o ocorrido para a ouvidoria da Secretaria de Saúde (tanto da cidade quanto do estado) e entrando em contato com advogados, seja da defensoria pública ou com profissionais particulares de sua preferência.

CAPÍTULO 5
ORIENTAÇÕES DE PROFISSIONAIS

Apesar de possuir um tratamento delimitado por especialistas, o diabetes, por estar relacionado a comportamentos do cotidiano, pode ser prevenido e, até mesmo, estabilizado, com algumas alterações simples no dia a dia. A alimentação, o sono, a rotina de exercício... Todos esses são hábitos que devem ser repensados com a descoberta da doença — sempre com a ajuda de um profissional. Porém, existem algumas atitudes que podem ser tomadas antes mesmo da primeira visita ao médico. Por vezes, as pequenas mudanças podem fazer uma diferença relevante no tratamento. Pensando nisso, e é essencial reconhecer as atitudes que afetam o bem-estar e que podem estar por trás da dificuldade em contornar o problema — ou podem facilitar seu surgimento, além de saber quais tipos de alimentos são os mais adequados.

ALIMENTAÇÃO

Conhecer tudo aquilo que se leva ao prato é importante para todos, ainda mais para quem tem diabetes. É imprescindível consumir alimentos mais saudáveis, a fim de evitar complicações na saúde e prevenir males. Algumas orientações precisam ser seguidas pela pessoa que possui diabetes. Em geral, recomenda-se que o indivíduo cumpra sua demanda nutricional dividida em seis refeições ao dia, beba agua, coma frutas e verduras (responsáveis por nutrir o organismo de vitaminas) e evite frituras e alimentos ricos em açúcar refinado. Saber quais são os nutrientes que compõem os alimentos e as suas quantidades é o passo inicial para manter uma dieta balanceada e saudável. O índice glicêmico (IG) é uma das informações que necessita ser checada, principalmente por quem é diabético.

O IG dos alimentos é medido por meio da velocidade com a qual eles se transformam em açúcar e atingem a corrente sanguínea. Ou seja, quanto mais rápido o alimento é convertido em açúcar, maior será o trabalho do pâncreas para liberar insulina (hormônio responsável por absorver a glicose no organismo). Os alimentos com alto IG não são indicados para quem tem diabetes, mas, sim, para aqueles que precisam repor energia rapidamente, após a musculação, por exemplo. Já os com IG baixo diminuem o apetite e causam a sensação de maior saciedade, contribuindo inclusive para o controle do peso. Para medir o índice glicêmico de um alimento, cientistas o colocam em comparação com um alimento base, como o pão. A partir disso é feita uma graduação, utilizando o alimento base como referência para o alimento em questão. Um alimento com IG baixo tem carga de até 55; o moderado entre 56 e 69, e o alto com carga maior que 70. Além do IG, é possível verificar a carga glicêmica que cada alimento contém. É ela quem vai medir a quantidade de carboidratos presentes em cada alimento; para fazer este cálculo é simples: deve-se multiplicar o índice glicêmico de um alimento pela quantidade em gramas a ser ingerida e, em seguida, dividir o resultado por 100. A carga menor que 10 é considerada baixa e a alta é quando ultrapassa o valor de 20. Alguns fatores estão diretamente relacionados com o índice glicêmico de um alimento. Sua quantidade de proteínas, a complexidade da molécula do carboidrato e a presença de fibras alimentares, por exemplo, são moduladores desse índice.

Ao contrário do que se pensa, os carboidratos não são vilões. Isso porque existem dois tipos desse nutriente, com ações bem diferentes no organismo. O primeiro grupo é o dos carboidratos simples (alto IG), que incluem os açúcares e a farinha branca, presentes em doces, refrigerantes, pães, arroz e macarrão, por exemplo. Eles são absorvidos com muita facilidade pela corrente sanguínea, fazendo com que a taxa de açúcar do sangue fique em níveis elevados. Esse processo acelerado também faz com que a saciedade após ingerir um alimento com alto IG seja menos duradoura, ou seja, a pessoa sente fome com mais frequência e, consequentemente, come mais. O outro grupo é o dos carboidratos complexos (baixo IG) e inclui os alimentos integrais, que podem ser definidos como aqueles cuja estrutura não foi alterada, ou seja, sem perder seus valores nutricionais e conservando todos seus componentes originais, como cascas e películas protetoras. Fazem parte dessa categoria cereais, grãos, farinha e arroz integrais, batata-doce, milho e mandioca. A digestão deles ocorre de forma mais lenta pelo organismo, o que faz com que o indivíduo sinta saciedade por mais tempo. Esse nutriente é encontrado em farelo de trigo, farinha de centeio, aveia, linhaça, couve, brócolis, abacate e goiaba, por exemplo.

Como as fibras presentes nos alimentos interferem no IG, elas são as grandes aliadas das dietas para diabéticos. Sua ação no processo de digestão, além da sua eficiência no aumento da saciedade, são fatores essenciais para manter o controle do açúcar no sangue. A ingestão de fibras aumenta o tempo do processo de digestão, tornando a absorção de glicose mais gradual. A saciedade ocorre quando as fibras ingeridas formam uma espécie de gel no estômago, diminuindo a necessidade de comer mais vezes. Para quem possui diabetes, essa alternativa é essencial, já que facilita a manutenção das refeições em horários adequados, deixando o consumo de glicose mais esporádico. Os benefícios das fibras, entretanto, não param no controle do diabetes. Elas ainda ajudam a regular o sistema intestinal, servindo de alimento para bactérias que agem na flora do órgão, removendo substâncias tóxicas restantes de outros alimentos e facilitando o fluxo do sistema. Além disso, elas regulam os níveis de colesterol no organismo. As fibras são divididas em duas categorias: solúveis e insolúveis. O primeiro grupo representa as fibras que são dissolvidas em água quando ingeridas, formando um tipo de gel, que é o responsável pela sensação de saciedade e gradação da absorção da glicose pelo sistema sanguíneo — entretanto, para a ação ideal desses nutrientes, é necessário que a pessoa esteja com boa hidratação. Já as fibras insolúveis não reagem com a água, passando sem mutações por todo o sistema digestivo. Elas auxiliam, entretanto, na formação do bolo fecal.

Outra dica importante para os diabéticos é ficar atento a qual tipo de gordura está consumindo. Quando se trata de colesterol (gorduras), existem dois tipos: o bom (HDL) e o ruim (LDL). A diferença está exatamente na forma como ambos atuam quando estão na corrente sanguínea. O HDL é conhecido como "bom" por possuir a capacidade de transportar o excesso de colesterol ou gordura? presente no corpo para o fígado, onde ele será metabolizado. Eles possuem um efeito anti-inflamatório no organismo, o que contribui para que o metabolismo atue corretamente. Já o LDL possui uma relação com doenças cardíacas pois, quando em excesso, forma placas de gordura nas paredes dos vasos. Quando há uma maior quantidade de açúcar no sistema circulatório (causado pelo diabetes), essas paredes se fragilizam e o risco de doenças cardiovasculares aumenta. Por isso, é importante que quem tem a doença mantenha os índices de colesterol ainda mais controlados. Aliás, essa precaução é importante tanto para quem quer manter a doença regulada, quanto quem busca se prevenir.

Para conseguir abranger todas essas especificidades, é importante incluir o que houver de mais natural. Apesar de doces, as frutas, por exemplo, são importantes, mas é necessário cuidado. Afinal, mesmo sendo açúcar natural (frutose), a dose deve ser moderada. O mesmo se aplica para os carboidratos complexos, grãos e afins. É preciso ter em mente que todo exagero faz mal para o corpo e, quando se é portador do distúrbio, é necessário estar ainda mais atento a isso. Contudo, a variedade, atrelada ao controle, é uma ótima forma de não se prender ao estigma de que o diabetes não permite o prazer na alimentação. Sempre será possível encontrar, entre vegetais, frutas e sementes opções que agradem ao paladar.

As opções de alimentos para controlar ou evitar o diabetes são inúmeras e bastante variadas, já que incluem frutas, verduras, grãos e muito mais.

Abacate: a fruta apresenta inúmeros benefícios à saúde, já que seu alto valor energético proveniente de gorduras compostas por ácidos graxos monoinsaturados é responsável pelo aumento do HDL (colesterol bom) e redução do colesterol LDL (ruim). O alimento ainda possui um índice glicêmico baixo, favorecendo a saciedade. Ele pode ser consumido por diabéticos com moderação, não podendo ultrapassar a quantidade de três colheres (sopa) por dia. Alguns estudos apontam que a ingestão regular de abacate reduz a possibilidade de desenvolver o diabetes. O magnésio presente no abacate é responsável por, aproximadamente, 300 processos biológicos dentro do corpo. A falta dele no organismo pode acarretar a produção excessiva de insulina e seu acúmulo pode prejudicar a entrada da glicose nas células, o que pode causar um estado de pré-diabetes ou de diabetes.

Aveia: acrescida à alimentação, pode proporcionar diferentes benefícios ao diabético muitos benefícios. Isso acontece porque a aveia é um alimento de baixo índice glicêmico. No entanto, é sempre importante lembrar: a aveia é um carboidrato e, por isso, não deve ser consumida excessivamente. Vale destacar que a aveia também é aliada de outras funções do organismo com destaque para a ação no sistema cardiovascular por conta da fibra betaglucana, que, além de varrer as gorduras presentes nas artérias e diminuir o colesterol, ainda colabora para a melhora da circulação sanguínea, ponto importante especialmente para quem é hipertenso. Enfim, ela ainda é capaz de amenizar a prisão de ventre, problema enfrentado principalmente, pelas mulheres e que pode causar graves distúrbios na saúde, como o câncer de intestino. Por isso, controlar essa disfunção é fundamental!

Batata-doce: o alimento ajuda a equilibrar os níveis de açúcar no sangue por ser um carboidrato de baixo índice glicêmico. Assim, a sua digestão e a liberação de glicose no sangue são mais lentas do que a de carboidratos simples, como o arroz branco. Além disso, sua grande quantidade de fibras influencia na absorção da glicose pela corrente sanguínea, podendo ser consumida, inclusive, por diabéticos. Entretanto, é preciso prestar atenção no preparo para que não haja uma inversão desse cenário. Quando assamos uma batata no forno, por exemplo, o calor a desidrata, fazendo com que o amido presente nela se quebre em partículas menores, acelerando sua absorção no corpo e, consequentemente, seu índice glicêmico. Para contornar essa situação, busque uma cocção em vapor, dessa forma a umidade dificultara a quebra das moléculas.

Berinjela: trata-se de um alimento de baixo valor energético, já que em uma porção de 100g, há apenas 30Kcal, sendo um fator benéfico para perda de peso e, consequentemente, diminuição de riscos de desenvolver o diabetes. A força da berinjela também se deve a significativa quantidade de fibras solúveis presentes. O melhor é que os benefícios da berinjela podem estar presentes em diversas formas.

A água de berinjela, por exemplo, aliada a uma alimentação balanceada e à prática de exercícios físicos, facilita o processo de emagrecimento por ajudar a eliminar toxinas e hidratar o organismo, combatendo inchaços e melhorando o fluxo intestinal. Além disso, colabora com a sensação de saciedade. Para fazer é só cortar meia berinjela em cubos para cada 250ml de água e deixar os pedaços de molho da noite para o dia. De manhã, descarte o legume e beba a água ainda em jejum. O líquido também pode ser usado no preparo de sucos naturais, que se tornam ricos em fibras.

E a água não é a única variedade: apenas 2 colheres (sopa) de farinha de berinjela por dia, misturadas em frutas, iogurtes, vitaminas, sopas ou no que mais desejar, são suficientes para aumentar o consumo diário de fibras. Para prepará-la, separe 1kg de berinjela, corte-a em fatias (com a casca) e coloque em uma fôrma. Leve ao forno a uma temperatura de 200ºC durant cerca de duas horas, ou até a berinjela ficar crocante e ressecada. Triture a berinjela desidratada no processador ou no liquidificador até virar pó.

Além disso, consumir a berinjela nas formas mais tradicionais não deixa de ser nutritivo — é só fazer do jeito certo. Grelhada, por exemplo, é ótima para ser acrescentada em saladas e carnes ou ser consumida sozinha, apenas com o tempero de sua preferência. Então, para grelhar, corte a berinjela em fatias finas e doure dos dois lados. Lembre-se: frigideiras antiaderentes ou com grelhas são utensílios básicos para se ter em casa quando se pensa em cuidar da saúde, já que eles dispensam o uso de óleo (quando necessário, um fio de azeite basta). Quando feitas no vapor, é possível aproveitar os diversos nutrientes do ingrediente quase em sua totalidade, sem que se percam no cozimento. Essa é, então, uma das melhores formas de se consumir a berinjela. Ter uma panela a vapor em casa é um ótimo investimento para a saúde: legumes como o brócolis e a abobrinha, por exemplo, têm textura preservada. Por dispensar o uso de óleo, assar o legume também é um modo vantajoso de preparo: mantém as baixas calorias da berinjela e preserva muitos dos nutrientes. Pode ser combinada com diversos ingredientes que ficam saborosos ao serem levados ao forno, como ricota, proteína de soja, carne moída, tomate... Em fatias, serve para montar uma lasanha, substituindo a massa tradicional, ou pode ser intercalada com esta. E, finalmente, ainda é possível preparar uma pasta com o ingrediente. Basta assá-la até ficar bem macia e bater a polpa no liquidificador com temperos a gosto. Na hora de temperar, procure utilizar opções naturais, como alho, salsinha, pimenta-do-reino, cebola e outras ervas a gosto. O ideal é usar pouco sal.

Couve: as folhas e o caule deste alimento são ricos em fibras. Entretanto, os benefícios da couve não se restringem ao controle do diabetes, mas também à prevenção. O consumo de couve também auxilia no emagrecimento, prevenindo o risco de obesidade e, consequentemente, de diabetes. As fibras insolúveis presentes na couve passam pelo intestino praticamente sem serem absorvidas, proporcionando sensação de saciedade por mais tempo e ajudando quem quer emagrecer. As fibras também trazem outros benefícios, como retenção de gorduras e açúcares, dificultando que sejam armazenados em excesso. Outro benefício da verdura é acelerar o metabolismo, fator essencial no processo de emagrecimento.

Quando o cálcio vem à mente, geralmente o leite e seus derivados são as fontes mais lembradas. Entretanto, é importante ressaltar que alguns vegetais — principalmente os verde-escuros, como é o caso da couve — também têm entre seus componentes o cálcio, que é extremamente importante para a saúde não só dos ossos, mas também, para o equilíbrio de todo o organismo. É por meio dele que se protege os ossos da descalcificação, processo que pode resultar em males como a osteoporose. Além disso, ele também é responsável por proteger a saúde dos dentes, do cérebro e dos órgãos em geral.

Sementes: uma das grandes vantagens desse tipo de alimento é a sua versatilidade, uma vez que pode ser utilizado no preparo de pratos salgados e doces, salpicado em saladas e como complemento de sucos variados. Portanto, as sementes são ótimas opções para ter sempre em mãos. Chia e linhaça, por exemplo, ajudam na saúde geral, inclusive, no controle do diabetes.

A chia contém grande quantidade de ômega-3, além de proteínas de alto valor biológico, fibras e antioxidantes, o que confere ao alimento um papel de poderoso aliado no combate aos radicais livres. Além disso, o grão possui ação anti-inflamatória e grande capacidade de absorção de glicose, ideal para a prevenção do diabetes e controle da insulina. Também é fonte de fibras solúveis e insolúveis, por isso proporciona a sensação prolongada de saciedade e facilita o trânsito intestinal, combatendo a constipação.

Já a linhaça, além de ajudar no bom funcionamento do intestino, auxilia no controle do diabetes e ainda contribui para uma pele saudável. Tudo isso devido à presença das gorduras mono e poli-insaturadas que trabalham para reduzir o colesterol ruim (LDL) e ainda favorecem a boa saúde cardiovascular.

O QUE EVITAR

Seja ele refinado, mascavo ou demerara, o açúcar é o principal componente que provoca picos e alterações na glicose sanguínea, então, o correto é evita-lo ao máximo. Para isso, busque utilizar adoçantes naturais para dar sabor.

Apesar de parecerem uma opção saudável ao açúcar refinado, os xaropes carregam consigo alta concentração de açúcar. O xarope de milho, por exemplo, contém frutose que, em excesso, é prejudicial aos diabéticos. Esse ingrediente pode, inclusive, acarretar em um quadro de esteatose hepática.

Os alimentos industrializados são, geralmente, os mais prejudiciais à saúde do diabético. E não faltam exemplos de quais tipos desses produtos devem ser evitados. Compostas por alto teor de açúcares, gorduras trans e farinhas refinadas com elevado índice glicêmico, as bolachas recheadas, por exemplo, baixa densidade nutritiva, o que contribui para o ganho de peso. Além delas, um produto perigoso, que pode ser visto como uma opção saudável aos refrigerantes, é o suco em pó. Engana-se quem pensa que ele está próximo dos sucos naturais em relação à nutrição, já que esse alimento é rico em açúcar e corantes –prejudiciais ao organismo. Os refrigerantes também seguem essa linha: cheios de xaropes, açúcares, conservantes e corantes, eles não possuem nenhum valor nutricional, agregando pouco à dieta.

Os sorvetes também devem estar fora da dieta do diabético. A massa dessas sobremesas são baseadas em açúcares simples e gordura trans e, por esses motivos, não são uma boa opção para quem busca controlar a glicemia. Opções a base de frutas congeladas são uma saída para se refrescar e consumir nutrientes.

E não são apenas os produtos doces que oferecem risco. Os salgadinhos fritos são outro exemplo de produto a ser evitado. Compostos por farinhas refinadas, açúcares, gorduras, aditivos químicos com alto teor de sódio, corantes artificiais e conservantes, eles não agregam benefícios à saúde, já que são isentos de nutrientes. Além disso, seu consumo pode gerar alterações na glicemia por serem carboidratos de rápida absorção.

DICAS

Para quem foi diagnosticado com diabetes, é sempre necessário ter cuidado redobrado com situações cotidianas, a fim de evitar complicações. Além disso, é importante, mesmo para quem não possui diabetes, mas deseja evitá-la, tomar alguns cuidados para fugir dos desvios na taxa de açúcar no sangue.

Em diversas ocasiões é provável que não haja tempo para fazer uma refeição em casa ou preparar uma marmita. Por isso, quando for comer fora, é preciso seguir algumas orientações. O ideal é escolher um restaurante que ofereça a opção de montar o próprio prato, pois assim é possível selecionar a quantidade e a qualidade do alimento que irá ingerir. Opções de pratos feitos nem sempre são tão boas, já que podem acabar possuindo mais calorias e açúcares que o necessário — já que a quantidade não atende a individualização nutricional de cada um. Além disso, o recomendado é não consumir bebidas durante as refeições. Porém, caso deseje, prefira os sucos naturais e fuja dos industrializados e refrigerantes. Entretanto, no caso dos sucos, optar por água e consumir as frutas para *in natura* é uma opção melhor, já que a quantidade de fibras é maior.

Outra indicação é ter atenção ao fazer suas compras. Para manter uma boa rotina alimentar, é preciso organização e equilíbrio. Além de ter em mente as recomendações do seu médico e conhecer bem a dieta que está seguindo. Por isso, pode ser mais efetivo ir ao supermercado sem fome e com uma lista de compras estabelecida, evitando desviar do que foi planejado. E, uma vez que estiver lá, é conveniente ficar atento aos rótulos e evitar os alimentos que tenham açúcar ou gordura nos primeiros ingredientes da lista. Isso porque os componentes iniciais são os que estão em maior concentração naquele produto.

Possuir uma rotina saudável exige, também, estar bem psicologicamente. Quem vive estressado ou com o humor oscilando libera doses de adrenalina, o que leva o corpo a ter uma alteração das taxas glicêmicas. Pensando nisso, é importante buscar métodos que afastem o estresse e a ansiedade, já que eles desencadeiam, por exemplo, a fome (ou a falta dela), o que pode ser perigoso para quem possui o diabetes. O indivíduo pode vir, nesse caso, a ingerir compulsivamente alimentos de alto índice glicêmico, como os doces. E o contrário também pode fazer muito mal, tanto para o controle da ansiedade, quanto para o do diabetes. Alguns minerais, como o magnésio e o cálcio têm efeito calmante, e a falta deles no organismo pode favorecer o surgimento de crises de ansiedade.

Para fugir desse quadro, deve-se buscar alternativas, como ioga ou meditação, que relaxam e ajudam a escapar um pouco da vida agitada.

Dormir bem é outro passo a ser dado para melhorar a saúde, tanto do diabético, como de qualquer outra pessoa. Descansar da forma correta é essencial para manter o ciclo hormonal em dia. Por isso, é importante estabelecer uma rotina e cumprir entre sete e oito horas de sono por noite. Para tanto, evitar o uso de celular na cama, ler um pouco antes de dormir e consumir chás, por exemplo, são boas medidas para evitar a insônia.

Em linhas gerais, três condições de vida estão diretamente ligadas ao desenvolvimento do diabetes tipo 2, que corresponde a pelo menos 90% dos casos da doença. Má alimentação e estresse são duas delas, entretanto, existe um último fator altamente relevante para o surgimento da doença: o sedentarismo. A partir dos 40 anos de idade, esses fatores podem resultar em uma maior concentração de glicose no sangue, que ocorre pela resistência das células à ação de insulina. Para evitar fazer parte dessas estatísticas, tão importante quanto comer de forma balanceada e controlar as emoções é manter o corpo constantemente em movimento. Entretanto, nem sempre é tão fácil quanto parece seguir uma rotina de exercícios e, por isso, é importante buscar alternativas no cotidiano que sejam capazes de suprir, ao menos um pouco, a necessidade de se movimentar.

Para começar, defina algumas atitudes e torne elas parte do dia a dia. Ir caminhando para os locais mais próximos é uma boa alternativa. Procure definir uma distância mínima (1km, por exemplo) para sair com o carro da garagem e, se for possível, prefira ir andando ou pedalando ao trabalho; para isso, comece devagar, deixando o carro em casa uma ou duas vezes por semana. Além de se exercitar, você fará economia. E os benefícios de andar de bicicleta são vários, além de proporcionar bem-estar físico e mental, melhora o sistema cardiovascular e enrijece os músculos. Ajuste o banco para que a coluna fique reta, o abdome contraído e as pernas flexionadas. Se for necessário fazer os trajetos de ônibus, desça alguns pontos antes da sua parada e caminhe até o local.

Caso o indivíduo considere que é melhor buscar um pouco mais de ritmo de exercício, ele pode optar pela opção que seja mais agradável, como dança e natação. Dessa forma, será mais difícil desistir e mais fácil estar disposto para a prática diária. Seja para exercícios diários ou esporádicos, o alongamento é essencial. para preparar e esquentar os músculos, prevenir lesões e aumentar a flexibilidade. Por isso, é indicado que a prática seja adotada tanto antes quanto depois dos exercícios. Usar roupas e tênis adequados para praticar atividades físicas também é fundamental. Com os acessórios certos, esse momento fica mais prazeroso. Na hora de fazer exercícios, levar em consideração o horário que é mais prazeroso e saudável também é uma ótima medida. Considerar o tempo disponível e escolher aquele em que se sente mais disposto aumenta o rendimento e a efetividade na prática. É importante, entretanto, fazer os exercícios sem sobrecarregar o corpo e evitar exageros. Forçar o treino causa inflamações nas articulações e tendões, enfraquece a musculatura e favorece a desistência. E ainda pode desregular a glicemia.

Além disso, algumas atitudes menores podem fazer uma grande diferença. Começar a subir alguns lances de escada do prédio, ir até a TV trocar de canal e, até mesmo, passear com o cachorro já são formas de deixar o corpo mais ativo. Caminhe ao ar livre conhecendo parques na sua cidade; visitar a natureza é um bom incentivo para praticar exercícios. E se você trabalha sentado deve levantar de meia em meia hora. Aproveite para caminhar um pouco e beber água. Essa atitude, além de favorecer a circulação sanguínea, já auxilia na queima de algumas calorias.

É normal ter vontade de parar no começo de qualquer atividade, mas depois de um tempo a sensação de desconforto desaparece e surge o bem-estar. Para ajudar a evitar o desgaste, ter um parceiro para acompanhar nas práticas é um incentivo mútuo.

CONSULTORES

Airton Golbert, *endocrinologista;*
Alfredo Cury, *endocrinologista;*
Ana Carolina Candia, *especialista em medicina ortomolecular e emagrecimento;*
Ana Célia Xavier, *dermatologista;*
Ana Cristina Barreto, *educadora física;*
Antônio Carlos Minuzz, *endocrinologista e coordenador do curso de Longevidade integrada da clínica AmaDerm;*
Ariane S.T. Valia, *fundadora do escritório Valia Advogados;*
Arlindo Fiorentin, *professor de yoga;*
Bruna Joaquim Carneiro, *nutricionista;*
Carlos Vidal, *personal trainer;*
Fábio Trujilho, *endocrinologista e presidente da Sociedade Brasileira de Endocrinologia;*
Fernanda Granja, *nutricionista;*
Guilherme Mattos, *dentista;*
Heloisa Teves Scattini, *nutricionista;*
Jorge Eduardo Pinto, *endocrinologista;*
José Henrique Pereira de Castro, *endocrinologista;*
Karla Maciel, *nutricionistas consultora da Vittadely;*
Liliane Marçal Oliveira Bomfá, *endocrinologista;*
Lúcia Flávia Carpilovsky, *endocrinologista;*
Luciana Candeia, *nutricionista do grupo Naturebas Nutrição;*
Luciana Novaes, *professora do curso de Nutrição da Anhanguera, de Niterói;*
Marisa Diniz Graça, *nutricionista;*
Maximo Asinelli, *nutrólogo;*
Paulo Camiz, *clínico geral do Hospital das Clínicas, de São Paulo;*
Paulo Coelho Andrade, *mestre e especialista em implantodontia e pós-graduado em odontologia estética;*
Raphaela Montana, *educadora física;*
Rosália Padovani, *endocrinologista;*
Rosângela Réa, *médica, professora de endocrinologia da Universidade Federal do Paraná (UFPR) e vice-presidente da Sociedade Brasileira de Diabetes.*

REFERÊNCIAS BIBLIOGRÁFICAS

Artigos *Diabetic nephropathy in Type 1 (insulin-dependent) diabetes: an epidemiological study,* de Andersen AR, Christiansen JS, Andersen JK, Kreiner S, Deckert T. Diabetic e *Diabetic nephropathy: an update,* de Reddi AS, Camerini-Davalos RA.

Relatórios *Global Report On Diabetes,* da Organização Mundial da Saúde e *The Health Consequences of Smoking—50 Years of Progress,* do Departamento de Saúde e Serviços Humanos dos Estados Unidos.

Inquérito *Vigilância de Fatores de Risco e Proteção para Doenças Crônicas,* do Ministério da Saúde do Brasil.

Relatório executivo da pesquisa *Diagnóstico Nacional do Esporte,* do Ministério do Esporte do Brasil.

Primeira edição **(Março/2019)**
Papel de Capa Cartão Triplex 250g
Papel de Miolo Offset 70g
Gráfica GRAFILAR